AF459665

PUBLICATIONS DE LA SOCIÉTÉ FRANÇAISE D'HYGIÈNE

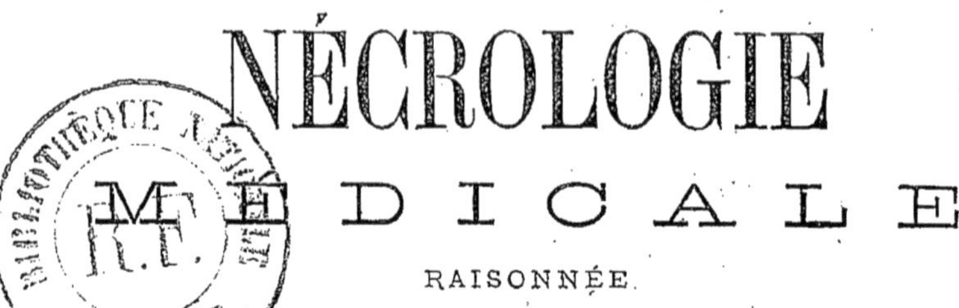

NÉCROLOGIE MÉDICALE

RAISONNÉE

OU RECHERCHES STATISTIQUES & PATHOLOGIQUES SUR LES DÉCÈS CHEZ LES MÉDECINS

PAR LE

Dr MARMISSE 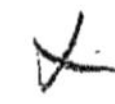

Membre titulaire de la Société française d'Hygiène,
Membre correspondant de la Société de Médecine de Paris,
de la Société des Médecins des Bureaux de bienfaisance,
de la Société d'Anthropologie et de la Société de Statistique de Marseille,
de la Société de Climatologie algérienne, Secrétaire du Comité Médical de la ville de Bordeaux,
Lauréat du Gouvernement (Médailles d'argent et d'or, Choléra de 1854-1855),
Lauréat et Médecin-Inspecteur de la Société protectrice de l'Enfance de la Gironde,
Lauréat de la Société nationale d'Encouragement au Bien.

Aliis inserviendo consumuntur, aliis medendo moriuntur.

TRAVAIL OFFERT A LA SOCIÉTÉ FRANÇAISE D'HYGIÈNE

Pro focis et aris

PARIS
Vve A. DELAHAYE & Cie, LIBRAIRES
Place de l'École-de-Médecine

BORDEAUX
FÉRET ET FILS, LIBRAIRES
15, Cours de l'Intendance

1878

PRÉFACE

Au milieu de la pléiade des constellations scientifiques qui scintillent dans le ciel parisien, soutenant, d'une manière constante, l'éclat de notre gloire nationale; malgré nos troubles politiques et nos désastres militaires d'un moment, est apparue tout récemment la *Société française d'hygiène*, dont les rayons deviennent de plus en plus lumineux aux yeux du monde savant. On peut dire d'elle que germe à peine jeté en terre, elle est devenue déjà un arbre vigoureux, pourvu de racines richement alimentées, puisant une sève abondante dans un sol fertile et bien cultivé, dont les rameaux nombreux et variés se développent à vue d'œil, et s'étendent au loin, avec une rapidité presque merveilleuse d'accroissement, d'abord sur la laborieuse cité, puis sur les divers points du territoire national. De tout côté, en effet, affluent, à la nouvelle Société, des collaborateurs dont la valeur égale le nombre. Grâce à ses rayonnements, elle est même sur le point de devenir cosmopolite, malgré l'étiquette française, que le patriotisme de ses fondateurs lui a inspiré l'idée de prendre pour sa dénomination. Les Sociétés similaires qui sont organisées en divers pays étrangers, les savants qui s'y occupent plus spécialement des nombreuses branches de l'arbre hygiénique, sollicitent l'honneur de s'agréger à cette véritable fédération des praticiens dans la médecine humanitaire et sociale.

C'est l'impression que nous a donnée la lecture des comptes-rendus des séances de la Société, publiés par le *Journal d'Hygiène,* qui en est devenu le moniteur officiel, et que dirige si laborieusement le savant Dr de Pietra Santa.

Les ardents promoteurs de ce nouveau foyer scientifique n'en sont plus réduits à veiller avec anxiété autour d'un berceau fragile, menacé par les difficultés matérielles et morales d'une création nouvelle, certainement entravée par des intérêts privés, et probablement jalousée par des positions rivales. Au contraire, aujourd'hui ils peuvent avoir la satisfaction de proclamer qu'ils ont édifié un nouveau temple à la science, avec des éléments venus de tout côté, comme dit le poète :

Collatis undique membris;

temple où se donnent un rendez-vous fraternel et harmonieux toutes les branches des connaissances humaines, toutes les industries, tous les arts, en un mot, toutes les bonnes volontés, qui touchent, de près ou de loin, aux divers moyens de conserver ou d'améliorer la santé soit individuelle, soit collective.

Admis dans le sein de ces hommes de science, nous avons voulu apporter, nous aussi, notre modeste offrande sur un autel si richement servi, et nous leur avons soumis un travail spécialement consacré aux intérêts de notre corporation professionnelle. Il a eu l'honneur d'être gratifié d'un bienveillant rapport, lu en Assemblée générale, et approuvé à l'unanimité, rapport que nous mettons en tête de la publication de notre manuscrit (1).

C'est une dette de reconnaissance que nous payons avec plaisir à nos collègues, en même temps que c'est une occasion de faire connaître leur appréciation à nos lecteurs.

Dr MARMISSE.

(1) Nous retranchons de ce rapport la citation des divers passages extraits de notre travail, puisque les lecteurs les retrouveront plus loin. De plus, nous faisons remarquer que nous avons modifié certains endroits de notre manuscrit, conservé dans les archives de la Société.

SOCIÉTÉ FRANÇAISE D'HYGIÈNE

Séance du 1er Décembre 1877

RAPPORT

SUR UN TRAVAIL OFFERT A LA SOCIÉTÉ

PAR M. LE Dr MARMISSE (DE BORDEAUX)

(Pro focis et aris)

MESSIEURS,

M. le Dr Marmisse, notre distingué collègue, déjà connu par son honorabilité professionnelle et par de nombreux travaux scientifiques qui lui ont valu de hautes récompenses dans plusieurs sociétés savantes, nous a adressé un manuscrit sous ce titre :

Recherches statistiques et pathologiques sur les décès chez les médecins,

Avec cette épigraphe : *Pro focis et aris.*

Chargé de faire un rapport sur ce travail, je me trouvai un peu embarrassé, car s'il y avait surtout à louer, il me semblait aussi trouver quelques taches ou points noirs, si vous le voulez; heureusement l'auteur lui-même est venu à mon secours; dans son introduction il dit : « Nous prions la critique, dans le cas où elle nous ferait l'honneur de s'occuper de notre travail, de tenir compte du cercle étroit où nous nous sommes volontairement circonscrit, et de ne pas nous attribuer des prétentions à une exactitude numérique, prétentions que nous sommes bien loin d'avoir. »

Il y a lieu d'approuver, sans réserves, le talent avec lequel l'aridité de la statistique est masquée. Un sincère enthousiasme *pro focis et aris*, une suite d'anecdotes intéressantes, sur plusieurs médecins connus de tous leurs confrères par leur valeur scientifique et morale, viennent, je ne dirai pas égayer, mais entrecouper agréablement les tableaux de mortalité. Je citerai surtout un passage où est revendiquée avec énergie la considération qui devrait être accordée par le public à la profession médicale :

« Le public superficiel, etc. »

(Suit la citation de ce passage.)

Je ne crois pas devoir analyser série par série les tableaux insérés et donnant, par périodes d'âge et de nationalité, les décès de vingt-cinq ans à quatre-vingt-dix ans et au-dessus. La récapitulation prise dans le mémoire pourra donner une idée complète de l'intérêt qui s'attache à la lecture de cet important travail :

(Suit la récapitulation.)

De même, pour les recherches pathologiques, la récapitulation des causes mortuaires fera juger d'un coup d'œil de la prédominance des affections cérébrales comme causes de mortalité dans la profession médicale.

(Suit la récapitulation.)

Je n'insisterai pas sur les quelques imperfections prévues par la modestie de l'auteur; mais je me permettrai de signaler quelques points, qui m'ont semblé harsardés ou insuffisants; par exemple l'opinion que : l'établissement d'une Société d'assurances sur la vie, entre les membres de la corporation, offrirait des résultats plus sérieux que des associations de pure charité, cachées sous le titre de Société mutuelle. Si notre collègue veut bien s'adresser soit au vénéré président, soit au dévoué secrétaire général de la Société des médecins de la Seine, il pourra juger avec connaissance de cause des résultats très sérieux obtenus par ces associations de charité et de confraternité éclairées. Je regretterai que, dans un travail consacré aux causes de décès dans la profession médicale, l'auteur n'ait tenu compte que des généraux et non pas des soldats; j'aurais désiré quelques mots partis du cœur, comme il sait si bien les dire, sur les élèves des hôpitaux morts eux aussi au champ d'honneur, victimes de leur dévouement à la science et à l'humanité!

Dr E. GIBERT.

NÉCROLOGIE
MÉDICALE
RAISONNÉE

OU RECHERCHES STATISTIQUES ET PATHOLOGIQUES
SUR LES DÉCÈS CHEZ LES MÉDECINS

PAR LE Dr MARMISSE

INTRODUCTION

Le savant directeur du *Dictionnaire encyclopédique des sciences médicales*, le Dr Dechambre, a gratifié l'article *Médecins* d'une dissertation aussi intéressante qu'instructive en vue de l'hygiène générale de la corporation médicale. Il y cite rapidement les causes physiques et morales qui menacent notre santé et notre vie dans l'exercice de notre pénible profession. L'influence nuisible de certaines causes provenant de l'exercice professionnel rencontre des incrédules ou des indifférents dans le monde non médical; d'une autre part, les jeunes débutants dans la carrière sont loin de les soupçonner; il nous a donc paru légitime et utile de les mettre au grand jour, et de ne pas les laisser dans les conversations intimes et familières entre confrères et collègues. Comme notre travail ne met en relief que les causes physiques directes, pour les causes physiques indirectes et pour les causes morales nous allons puiser à pleines mains dans l'œuvre de l'écrivain distingué que nous venons de citer, en rapportant à leur auteur tout le mérite des excellentes choses que nous avons la bonne fortune de pouvoir lui emprunter :

« Notre destinée est loin d'être tissue d'or et de soie. Pour les gens du monde, le médecin est taillable et corvéable à merci, toujours à la disposition du public; pour lui, point de repos; jamais il ne doit être fatigué; l'heure de ses repas est celle que l'on choisit pour venir le chercher ou pour lui parler. Il ne faut pas que la mauvaise humeur de ces dérangements, souvent pour les motifs les plus frivoles, se trahisse le moins du monde. Son zèle, l'amour de ses malades, doivent être sans bornes et de tous les instants; autrement on déclare qu'il n'est pas à la hauteur d'un sacerdoce dont on lui impose les devoirs les plus pénibles, sans se croire obligé à la reconnaissance. Que les médecins soient dévoués jusqu'au sacrifice de la vie, comme il arrive dans les épidémies, dans le traitement des maladies contagieuses, alors qu'ils justifient si bien cet adage :

» *Aliis inserviendo consumuntur, aliis medendo moriuntur,*

quelle en sera leur récompense? L'ingratitude et l'oubli des clients, les éternelles plaisanteries des romanciers et des vaudevillistes, et enfin la suprême injure, le coup de pied de la fable : un journaliste, *amuseur* du public à tant la ligne, philanthrope d'estaminet et de coulisses, qui viendra, du haut de son incompétence morale, leur donner des leçons de déontologie. »

Terminons par ces dernières lignes, qui révèlent un praticien franc, loyal et généreux :

« Les inquiétudes sur l'avenir qui viennent assaillir le médecin au début de sa carrière, lorsqu'il voit se dissiper les illusions qu'il s'était faites et qu'il se trouve en présence des difficultés réelles de la vie; les anxiétés, les tourments auxquels il est en proie auprès de certains malades dont peut dépendre sa réputation; les déceptions sans nombre que lui causent l'ingratitude, la mauvaise foi de ses clients; et, il faut le dire, *les tracasseries, les persécutions même que peuvent lui susciter la jalousie, la haine de quelques confrères indignes de ce nom :* telles sont, en quelques mots, les influences morales qui viennent ajouter leur action déprimante à toutes les autres causes de maladies et de mort. »

Mais revenons à notre objectif principal, celui de la mortalité. Le Dr Dechambre nous apprend que Voltaire lui-même avait constaté la brièveté de la carrière médicale. Il est vrai que c'était pour en plaisanter malicieusement. Parmi les centenaires, disait le caustique philosophe, on n'en trouve pas qui appartiennent à la Faculté, et le roi de France a déjà enterré quarante de ses médecins tant premiers qu'ordinaires, par quartiers, etc. Nous pensons que les littérateurs humoristiques, les Montaigne, les Molière, les Voltaire, les Rousseau, et la kyrielle des écrivains de bas étage qui se battent les flancs pour faire rire de nous et des quelques faiblesses qu'ils peuvent surprendre dans notre corporation, ont méconnu l'existence du fait que notre travail pourra mettre en évidence d'une manière plus précise. Peut-on plaisanter sur la brièveté relative d'une vie professionnelle, lorsque cette brièveté trouve sa raison dans des causes glorieuses?

Notre travail, si nous ne nous faisons pas illusion, aura aussi le double avantage d'éclairer l'hygiène d'une profession qui donne des conseils d'hygiène aux autres, et de fournir un document utile à l'établissement d'une Société d'assurances sur la vie entre les membres de la corporation. L'idée d'un pareil projet n'a-t-elle pas été jetée tout dernièrement sur le terrain de la discussion par la presse médicale? Une des feuilles de notre ville a même répondu, par une dissertation fortifiée de chiffres, à une proposition faite par un confrère parisien. Puisse cette semence, lancée un peu au hasard, tomber sur un terrain fertile et y germer jusqu'à maturité complète, en produisant plus de fruits que des Associations de pure charité cachées sous le titre de *Sociétés mutuelles!* Nous avons donc raison d'inscrire sur notre frontispice : *Pro focis et aris.*

Nature des matériaux. — Dans chacun de nos travaux de statistique, nous avons l'habitude de débuter en faisant connaître la source et la nature de nos documents. Nous serons ici fidèles à cette pratique dont l'importance n'échappe à personne.

Il y a quelques années seulement que nous eûmes l'idée de prendre note de tout décès d'un médecin signalé par la presse médicale, ou dont nous pourrions avoir connaissance par nous-mêmes. De plus, nous notâmes certaines biographies médicales que nous apportait chaque volume du *Dictionnaire encyclopédique*. Pourtant nous nous bornâmes à celles des médecins morts à partir de 1800.

Les décès sur lesquels nous opérons ne sont pas survenus, du moins en très grande majorité, dans les conditions ordinaires de la vie médicale. Le plus grand nombre de nos bulletins mortuaires appartient à des individualités professionnelles qui ont été signalées, à titres divers, à l'attention spéciale du monde médical. Il s'agit ici, en effet, le plus souvent, de membres de la profession qui ont eu un reflet personnel, soit par une position officielle, soit par une notoriété privée; médecins de grands personnages, chefs brillants de services hospitaliers, professeurs émérites, membres de Sociétés savantes, auteurs connus par leur science ou par leur originalité, médecins administrateurs, médecins voyageurs, médecins de l'armée ou de la marine, médecins mêlés à de grands événements, praticiens très répandus ou désignés à la curiosité du public médical par une vie exceptionnelle, par une circonstance intéressante de leur carrière ou de leur mort; voilà la valeur morale de nos matériaux.

Cette rapide analyse était nécessaire pour donner à nos conclusions leur véritable et unique portée. Cela dit, nous prions la critique, en face de notre cadre restreint, dans le cas où elle nous ferait l'honneur de s'occuper de notre travail, de tenir compte du cercle étroit où nous nous sommes volontairement circonscrit, et de ne pas nous attribuer de prétentions à l'exactitude numérique, prétentions que nous sommes loin d'ambitionner. Néanmoins, nous avons remarqué que certains travaux publiés sur la même matière se basent sur des documents peu supérieurs aux nôtres en importance.

Distribution du travail. — Nos 735 décès n'en renferment que 687 qui mentionnent l'âge, et cela à partir de vingt-cinq ans, âge ordinaire où commence l'exercice professionnel. Nous en faisons un groupe spécial pour des recherches de statistique pure. Parmi ces 735 il y en a 260 qui sont accompagnés de détails médicaux. Nous en faisons un second groupe pour nos recherches pathologiques. De là, une double dénomination de notre œuvre : *Recherches statistiques et pathologiques*. Nous avons donc deux parties bien distinctes.

PREMIÈRE PARTIE

RECHERCHES STATISTIQUES

Nous débutons en mettant sous les yeux un tableau où nos 687 décès sont distribués par séries d'âge de cinq ans et par nationalité.

A ce tableau général est annexée une récapitulation de proportion appartenant à chacune de nos quatorze séries mortuaires ([1]).

DISTRIBUTION PAR SÉRIES D'AGE ET DE NATIONALITÉ
de 687 Décès.

Âge	Décès	Nationalité
De 25 à 30 ans	9 décès	5 français.
		3 allemands ([2]).
		1 anglais
De 30 à 35 ans	23 —	19 français.
		4 allemands.
De 35 à 40 ans	30 —	23 français.
		6 allemands.
		1 anglais.
De 40 à 45 ans	37 —	24 français.
		9 allemands.
		2 italiens.
		2 anglais.
De 45 à 50 ans	54 —	30 français.
		8 allemands.
		6 anglais.
		5 italiens.
		3 suisses.
		2 belge, américain.

([1]) Après 90 ans, nous ne faisons qu'une série *postnonagénaire*.

([2]) Nous désignons par *allemand* tout individu appartenant à la nationalité transrhénane.

De 50 à 55 ans — 65 — ..	42 français.
	11 allemands.
	3 anglais.
	2 suisses.
	2 suédois.
	5 italien, belge, hongrois, hollandais, américain.
De 55 à 60 ans — 66 — ..	43 français.
	6 allemands.
	6 italiens.
	5 suisses.
	2 anglais.
	4 irlandais, belge, danois, américain.
De 60 à 65 ans — 94 — ..	62 français.
	11 allemands.
	6 anglais.
	5 italiens.
	5 suisses.
	3 irlandais.
	2 américain, norwégien.
De 65 à 70 ans — 87 — ..	51 français.
	15 allemands.
	5 anglais.
	5 irlandais.
	4 italiens.
	2 danois.
	2 belges.
	3 américain, suisse, hollandais.
De 70 à 75 ans — 89 — ..	48 français.
	12 allemands.
	11 anglais.
	10 italiens.
	3 danois.
	2 belges.
	3 suisse, espagnol, irlandais.
De 75 à 80 ans — 73 — ..	43 français.
	11 anglais.
	8 allemands.
	3 belges.
	3 italiens.
	2 suisses.
	3 suédois, hollandais, américain.
De 80 à 85 ans — 36 — ..	18 français.
	7 allemands.
	4 anglais.
	4 italiens.
	3 suisse, danois, grec.

De 85 à 90 ans — 18 — .. { 10 français. 2 anglais. 2 hollandais. 4 italien, suisse, danois, américain.

Après 90 ans.. — 5 — .. { 3 français à 91 ans. 1 suisse à 93 ans. 1 espagnol à 105 ans.

RÉCAPITULATION PAR NATIONALITÉ	RANG DES PROPORTIONS EN ALLANT DU MAXIMUM AU MINIMUM
420 français	de 60 à 65 ans, 13 décès, 68 p. 100.
100 allemands	de 70 à 75 ans, 12 — 80 —
54 anglais	de 65 à 70 ans, 12 — 66 —
34 italiens	de 75 à 80 ans, 10 — 65 —
22 suisses	de 55 à 60 ans, 9 — 60 —
10 belges	de 50 à 55 ans, 9 — 46 —
10 irlandais	de 45 à 50 ans, 7 — 36 —
8 danois	de 40 à 45 ans, 5 — 38 —
7 américains	de 80 à 85 ans, 5 — 24 —
5 hollandais	de 35 à 40 ans, 4 — 36 —
5 suédois	de 30 à 35 ans, 3 — 35 —
2 espagnols	de 85 à 90 ans, 2 — 61 —
3 norwégien, hongrois, grec	de 25 à 30 ans, 1 — 30 —
687	après.. 90 ans, 0 — 72 —

Conclusions numériques et raisonnées. — En possession des tableaux précédents, nous nous sommes posé un double problème : 1° Quel est l'âge moyen de nos 687 décédés? 2° Quelle est la proportion qui revient à chacune de nos séries mortuaires, sur le total?

Première réponse. — La part moyenne qui revient à chacun est de 60 ans et 6 mois.

A l'occasion du rapport dont nous a honoré le Dr Gibert, un autre membre de la Société, le Dr Roubaud, ancien rédacteur en chef de la *France Médicale*, a communiqué un travail qu'il a publié, dans le temps, ayant pour titre : *Histoire et Statistique de l'Académie nationale de Médecine, depuis sa fondation* (20 décembre 1820) *jusqu'à ce jour* (1852). Durant cette période, 287 individus ont eu le titre d'académiciens résidants. L'âge moyen des existants est de 58 ans. Cet opuscule intéressant soulève des questions semblables à celles dont nous inaugurons la discussion. Mais nous ne le connaissons que d'après la courte analyse qu'en a faite le Dr Pietra Santa dans le *Journal d'Hygiène.*

Le célèbre Casper, le premier, par la statistique, a démontré l'infériorité des médecins dans la longévité. Il examina, en 1834, 624 cas de décès choisis parmi les médecins, et il arrive à prouver que la moitié périssent avant 50 ans, qu'un quart à peine arrive à 70 ans, et que tout au plus 1 sur 15 arrive à 80 ans.

Escherich, en 1854, a trouvé des résultats plus tristes : d'après lui, les trois-quarts meurent avant 50 ans, et les dix-onzièmes avant 60.

Deuxième réponse. — C'est la série de 60 à 65 ans qui a la plus large part proportionnelle : 13,68 p. 100. Viennent ensuite les séries de 70 à 75 et de 65 à 70, qui ont un lot presque identique : 12,80, et 12,66. Si de ces trois séries nous n'en faisons qu'une seule, nous trouvons un total proportionnel de 39,14.

La série la plus voisine en importance, après ces trois, est celle de 75 à 80 ans : 10,65. En la réunissant aux précédentes, nous avons une grande période de 60 à 80 ans qui, à elle seule, réclame presque la moitié du contingent mortuaire : 49,79.

On remarquera que les quatre séries qui précèdent 50 ans donnent une part proportionnelle de 20,25 pour 100.

En lisant nos séries mortuaires, un Voltaire pourrait encore renouveler ses joyeusetés, puisque nous n'aurions à lui présenter qu'un seul centenaire; mais, néanmoins, ce cas unique est assez curieux pour être mis hors rang.

Notre série postnonagénaire renferme le fait du docteur espagnol Verdago, mort à 105 ans, à Alberca, province de Salamanca, après avoir exercé la médecine pendant quatre-vingts ans.

Nous trouvons encore, dans cette série, un fait digne d'attention, comme erreur d'appréciation, au point de vue de la validité : celui du Dr Chambert. Né en 1779 près de Limoges, conscrit en l'an VII, il fut bientôt réformé, pour faiblesse de constitution; devenu ensuite médecin militaire très actif, il ne mourut qu'à l'âge de 91 ans. Dans la période guerrière traversée par le docteur limousin, les fatigues et les risques du médecin militaire ne marchaient-ils pas de pair avec ceux du soldat? Nos confrères de l'armée sont encore relativement dans des conditions bien plus défavorables. Ils partagent avec le soldat toutes les chances funestes de la guerre, affrontent même la mort sur le champ de bataille.

Si cette loi de la mortalité professionnelle venait à se confirmer par des chiffres plus importants, ne pourrait-on pas l'utiliser pour l'établissement d'une Société d'assurances mutuelles entre médecins, dont la discussion s'accentue de plus en plus, grâce à la *Tribune Médicale,* et aux efforts du Dr Laborde, répondant aux objections de notre distingué confrère le Dr Lande.

L'honorable rapporteur qui s'est occupé de nous a saisi un passage où nous parlons de charité voilée sous le nom de Société mutuelle, et il croit devoir signaler les services rendus, dans la famille médicale, par l'Association des médecins de la Seine. Nous n'avions nullement l'intention de nier les bienfaits confraternels de l'œuvre d'Orfila. Mais nous n'en persistons pas moins à croire qu'une institution de pure bienfaisance est toujours inférieure à une institution de prévoyance où le droit prend la place de l'aumône.

En quittant la série sénile de 75 à 80 ans, nous revenons à une période d'énergie vitale, celle de 55 à 60 ans, puis à celle de 50 à 55, dont le lot est de 9,60 et 9,46. Les autres suivent une pente assez douce pour arriver à l'impôt ultime et fatal : c'est l'adage des anciens :

Natura non facit saltus.

DEUXIÈME PARTIE

RECHERCHES PATHOLOGIQUES

Nous sommes en mesure de faire connaître la cause de 260 décès. On voit que cette seconde partie vise plus particulièrement l'hygiène générale de la profession. Nous pensons aussi qu'elle pourrait être comme le germe d'une œuvre spéciale qui est à faire, et qui serait comme le livre d'or, comme le martyrologe de la médecine, où le public puiserait les sentiments si rarement exprimés de la reconnaissance et du respect qu'il doit à notre belle et importante profession.

La poésie, se mêlant, surtout dans les temps mythologiques, à l'observation des lois de la nature, a chanté l'inexorable égalité des hommes devant la Mort; bergers et rois, pauvres et riches, inconnus ou fameux, tous paient l'impôt fatal. Les vers de *la Pallida mors*, etc., du poète latin, et ceux de *la Mort a des rigueurs*, etc., du poète français, sont sur les lèvres de tous les écoliers. Ce niveau inéluctable pour la fatalité de l'heure dernière ne peut pourtant dispenser de faire remarquer que le médecin est un peu en dehors de l'égalité commune, pour les risques de cette heure dernière.

En effet, nos recherches sur les causes de mort chez les médecins nous autorisent à affirmer qu'ils sont exposés à mourir tout autrement que le commun de leurs clients, et que si le militaire risque de périr sur un champ de bataille, le médecin rencontre, à chacun de ses pas journaliers, une cause de mort. Succombant à tel âge, il aurait pu ne succomber qu'à un autre plus reculé, s'il n'avait pas été médecin.

Le public superficiel est étonné de voir l'homme de science ne pas se servir utilement, pour lui-même, des armes qu'il met au service des autres, et ne pas refouler la mort aux limites extrêmes de la vie, à ces limites normales que le Dr Flourens a déclaré, dans un ouvrage retentissant, être fixées par la nature à cent ans, *si nos mœurs, nos passions et les raffinements de notre civilisation ne nous tuaient pas prématurément.* Mais on veut oublier que souvent, d'une manière plus ou moins directe, le médecin donne sa santé ou sa vie aux autres. Les maladies pestilentielles: affections diphthéritiques, typhus, choléra, fièvre jaune, peste, fièvre typhoïde, érysipèles infectieux, piqûres anatomiques; les expérimentations scientifiques, les endroits périlleux où le médecin pénètre quelquefois pour aller donner des soins urgents à des victimes d'accident, les excès de travail intellectuel qui désorganisent le cerveau, les émotions qui révolutionnent fonctionnellement ou organiquement le cœur, les fatigues physiques qui usent la constitution et affaiblissent la vie dans sa lutte contre la mort, si on nous permet de faire appel à la définition que Bichat a donnée, etc., etc.: voilà tout autant de causes mortuaires auxquelles des médecins auraient échappé, si leur profession ne les avait pas mis en contact avec elles.

Mais entrons franchement dans notre deuxième partie. Après ces considérations synthétiques, voyons les détails analytiques. Pour classer les causes de décès, nous ne suivrons d'autre ordre que celui indiqué par le degré de fréquence de chacune d'elles.

Trente-quatre décès par accident sanguin aigu du cerveau. Congestion. — Apoplexie.

Le cerveau du médecin paraît être l'organe le plus habituellement frappé chez lui. Cette affirmation ne repose pas seulement sur les 34 décès dont il est question ici, mais encore sur les 21 décès par lésion chronique du même organe que nous étudierons plus bas.

Série par âge : 46 décès (2 cas), 48, 50, 51, 54, 55 (3 cas), 61, 62, 64, (4 cas), 65 (5 cas), 68 (2 cas), 71 (3 cas), 72, 73, 74 (2 cas) 75, 79, 82, 84, 87. 2 cas indéterminés.

Résumé: de 46 à 50 ans (4 cas), de 50 à 55 (5 cas), de 55 à 60 (0 cas), de 60 à 65 (9 cas), de 65 à 70 (2 cas), de 70 à 75 (8 cas), de 75 à 80 (1 cas), de 80 à 85 (2 cas), à 87 (1 cas).

Série par nationalité : 28 français, 2 anglais, 1 belge, 1 allemand, 1 danois.

Proportion sur 260 décès spécifiés : 13,05 p. 100.

Dans 4 cas, il y a eu deux attaques mentionnées; dans 3, il y en a eu au-delà de deux.

Comme regrettable incident de querelle de clocher médical, qui devrait porter à l'union et à la modération dans les mesquines questions d'intérêts, citons le fait survenu dans notre ville. Un confrère est frappé par une apoplexie foudroyante sur la voie publique; les deux personnes que le voisinage de leur domicile appelle à lui donner les premiers secours, ce sont précisément ces deux que de misérables mobiles de coterie professionnelle avaient poussé le moribond à tracasser violemment et bruyamment, un médecin et un pharmacien.

Signalons comme conséquence fâcheuse de l'abus possible des opiacés chez un médecin, le fait du Dr Brow (anglais), surpris dans son lit par une attaque d'apoplexie foudroyante, après avoir pris, selon son habitude, une forte dose de laudanum, en se couchant.

Vingt-deux décès par choléra.

Notre groupe des décès cholériques est bien incomplet relativement à ce qu'il pourrait et devrait être. Mais nous avons déjà dit que nous sommes loin de viser à l'exactitude numérique, faute de pouvoir l'atteindre. Beaucoup de cas échapperaient même à une enquête minutieuse. Ainsi nous avons pu mettre sous notre rubrique le cas d'un médecin bien obscur du canton de Chatenois (Vosges), ayant succombé à l'épidémie de 1854, en soignant les cholériques de sa commune. Remplissant une mission ministérielle dans ce département, le sous-préfet de Neufchâteau nous dirigea sur ce canton, et nous fûmes appelé à soigner ce malheureux confrère.

Les décès cholériques sont d'autant plus intéressants à connaître, qu'aujourd'hui, après bien des tergiversations de la part des hommes qui font autorité, la contagion du choléra est à peu près généralement admise, et que son principe est même localisé d'une manière précise, dans certains éléments. Il y a donc certitude que le médecin allant soigner un cholérique ressemble au soldat allant sur le champ de bataille. Pourquoi cette identité n'entraîne-t-elle pas des conséquences légalement ou moralement identiques en faveur du premier?

Série par âge : 35 ans, 37, 38, 45, 52, 63 (2 cas), 64, 65, 80; plus 8 cas indéterminés, et 4 cas survenus chez des étudiants internes, dans divers hospices, séjournant au milieu des cholériques qu'ils soignaient.

Série par épidémie : En 1832 (3 cas), en 1854 (2 cas), en 1865 (5 cas), en 1866 (9 cas); plus 2 cas dont la date n'est pas indiquée.

Nous ferons remarquer que l'épidémie de 1849, quoique très intense, n'est pas mentionnée.

Proportion sur 260 décès spécifiés : 8,45 p. 100.

Utilisant les travaux analogues, nous dirons que le Rapport présenté au préfet de la Seine sur le choléra de 1832, signale le décès de 30 médecins sur 1,200 environ qui pratiquaient alors à Paris; ce qui fait 1 sur 40, ou 2,50 pour 100. La mortalité générale à Paris, pendant l'épidémie, fut de 1 sur 45 habitants, ou 2,16 pour 100, chiffre bien rapproché.

Nous signalerons, comme un fait intéressant au point de vue de la période d'incubation, le fait du Dr Daniel Bregnard. Il quitte Paris après avoir vécu au milieu de la petite épidémie de 1866, part pour Chicago, et y meurt du choléra à son arrivée. Avis à l'administration sanitaire internationale.

A l'occasion des décès cholériques survenus chez des étudiants internes, soignant les victimes de l'épidémie dans les hôpitaux, nous éprouvons une vive satisfaction de pouvoir combler une lacune que nous a signalée notre bienveillant rapporteur. « J'aurais désiré, dit-il, quelques mots partis du cœur, comme l'auteur sait si bien les dire, sur les élèves des hôpitaux, morts eux aussi au champ d'honneur, victimes de leur dévouement à la science et à l'humanité. » Il est juste, en effet, suivant l'expression du Dr Gibert, de tenir compte des *soldats* comme des *généraux*. Ils sont bien dignes d'être pleurés de leurs parents, de leurs maîtres, de leurs amis et de leurs aînés dans la carrière, ces jeunes hommes tombant si glorieusement au début de la longue bataille à laquelle ils se préparaient. N'est-ce pas le noviciat de la profession qui les tue prématurément?

Habituellement, les chefs des services hospitaliers où ils faisaient leurs premières armes les accompagnent à leur tombe, et habituellement aussi ils ne quittent pas les bords de la fosse sans faire entendre quelques mots pathétiques et élogieux sur leur amour du devoir, du travail et de la science. Mais, nous avons le regret de le dire, rarement ces maîtres savants et honorables sortent du langage glacial, stéréotypé par le scepticisme. Il nous semble qu'un *sursum corda* serait bien placé à côté de ces mérites que les récompenses humaines sont impuissantes à reconnaître et à encourager, puisque les sujets méritants meurent en les accomplissant. N'y a-t-il pas une autre région que le *réservoir des êtres,* mot vide de sens, inventé tout récemment en faveur d'un savant ayant vécu, jusqu'à 83 ans, dans l'agitation du progrès social et politique?

Vingt décès par mort subite.

La mort subite peut être due à une action foudroyante sur le cerveau; mais, dans ce cas, on la désigne habituellement par l'expression *apoplexie foudroyante.* Plus rigoureusement on désigne, par l'expression *mort subite,* un accident cardiaque qui brise brusquement le fil de l'existence, sans qu'il y ait eu antérieurement une lésion organique, ou au moins, la lésion organique existant, sans qu'il y ait eu antérieurement des symptômes capables de faire redouter une terminaison foudroyante.

On comprend qu'il ne nous est pas possible de classer ces vingt décès dans l'une ou dans l'autre de ces deux catégories de mort subite. Ce qui frappe ordinairement un biographe ou un chroniqueur, c'est le caractère subit et dramatique de la mort. Nous obéissons à leur habitude en comprenant par mort subite les décès ainsi spécifiés :

Série par âge : De 44 à 45 ans (1 cas), de 45 à 50 (0 cas), de 50 à 55 (6 cas), de 55 à 60 (0 cas), de 60 à 65 (3 cas), de 65 à 70 (6 cas), de 70 à 75 (2 cas), à 79 (1 cas).

Série par nationalité : 15 français, 2 allemands, 1 hollandais, 1 irlandais, 1 danois.

Proportion sur 260 *décès spécifiés :* 7,69 p. 100.

Nous avons dit que, dans ce genre de mort, c'était le caractère dramatique qui frappait surtout le public. Voici quelques détails auxquels revient ce caractère, au suprême degré.

Le Dr Darré, de Bordeaux (1875), médecin du petit Lycée, et sur la tombe duquel nous avons eu l'honneur de prononcer quelques mots consacrés à sa mémoire, succomba subitement auprès d'un malade qu'il avait été visiter. Il fut donc apporté à l'état de cadavre à sa veuve éplorée. Ce regretté confrère avait été traité avec succès, quelques années auparavant, pour une maladie des reins, qui avait dû réagir sur l'organe central de la circulation en y laissant une lésion latente.

Au moment où nous écrivons ces lignes, la *Gazette des Hôpitaux* signale un cas d'hypertrophie du cœur avec bruit de galop, consécutive à une néphrite interstitielle (7 août 1877).

Le Dr Berguesse, du Hâvre (1860), accouchait une cliente, lorsqu'il s'affaissa et tomba mort sur le plancher. Ces deux médecins ne sont-il pas tombés sur le champ d'honneur de la profession?

Vingt décès par maladie de cœur.

Nous groupons ici les décès dus à ce que l'on appelle, d'une manière vague, *maladie de cœur, affection organique du cœur, angine de poitrine.*

Ce groupe a certainement des rapports avec celui des décès par mort subite, et plus bas nous nous croirons autorisé à les réunir en un seul, comme nous le ferons pour les décès par congestion, par apoplexie et par lésion organique chronique du cerveau.

Série par âge : 43 ans, 44, 45 (2 cas), 51, 52, 55, 59, 60 (2 cas), 61, 62, 63, 64, 65, 69, 73. Plus 3 cas indéterminés.

Série par nationalité : 15 français, 3 anglais, 1 allemand, 1 irlandais.
Proportion sur 260 *décès spécifiés :* 7,69 p. 100.

On mentionne l'angine de poitrine dans trois cas, la rupture du cœur dans trois autres, une lésion des valvules aortiques, une affection cardio-pulmonaire, une complication au foie, une origine rhumatismale... Chez un médecin anglais, le Dr Babington, l'existence de la maladie remontait à 20 ans.

Le caractère dramatique appartient aussi à ce décès, puisqu'il peut y avoir surprise presque foudroyante, au milieu d'une santé relativement suffisante. Nous citerons, comme type de ce caractère, la mort du Dr Soulé, de Bordeaux, médecin en chef des Chemins de fer du Midi, surpris sur la voie publique par les symptômes rapides de la lésion cardiaque qui devait le terrasser dans l'espace de quelques minutes; celle du Dr Lugeol, adjoint au maire de Bordeaux, mort en rentrant chez lui au sortir du théâtre.

Décès par mort subite } *40.*
Décès par maladie du cœur }

Série par âge : 43 ans, 44 (2 cas), 45 (3 cas), 51, 52, 54 (2 cas), 55 (3 cas), 59, 60 (2 cas), 61 (2 cas), 62, 63, 64, 65 (3 cas), 68 (2 cas), 69, 70 (4 cas), 71, 73 (2 cas), 79. Plus 5 cas indéterminés.

Ainsi, de 43 à 45 ans (6 cas), de 45 à 50 (0 cas), de 50 à 55 (7 cas), de 55 à 60 (3 cas), de 60 à 65 (8 cas), de 65 à 70 (7 cas), de 70 à 75 (3 cas), de 75 à 79 (1 cas).

Proportion sur 260 décès spécifiés : 15,0,38 p. 100.

Cette proportion étant assez élevée, la profession médicale nous paraît constituer une cause prédisposante à cette double cause de mort dramatique.

Vingt-un décès par affection chronique du cerveau.

Les affections chroniques du cerveau sont nombreuses et variées. Sans prétendre en exclure aucune, nous dirons que notre groupe vise plus particulièrement le ramollissement.

Série par âge : 37 ans, 43 (2 cas), 47 (2 cas), 49, 50, 52 (2 cas), 54, 60, 63, 64, 65, 66, 67, 68, 69, 70, 72, 75.

Série par nationalité : 15 français, 3 anglais, 1 italien, 1 suédois, 1 allemand.

Proportion sur 260 décès spécifiés : 8,07 p. 100.

Dans 6 cas, la maladie est attribuée à des excès de travaux intellectuels; dans quatre cas, les individus sont morts dans un asile d'aliénés. D'après nos souvenirs personnels, un cas serait dû à des habitudes alcooliques. Dans un cas, il y a eu à la fois inflammation chronique de la moelle et du cerveau, constatée par l'autopsie (43 ans).

Nous croyons utile et intéressant de donner quelques détails sur certains cas.

Dr Rostan, professeur de clinique, membre de l'Académie de Médecine, un des fondateurs de l'École organique, mort le 4 octobre 1860, à 75 ans.

Son biographe du *Dictionnaire encyclopédique des Sciences médicales* s'exprime ainsi : « Cette belle intelligence fut terrassée par cette cruelle affection chronique qui mit cinq ans à tuer sa victime, c'est-à-dire par l'affection qu'il avait le mieux étudiée et qui fut l'origine de sa gloire et la cause de sa mort. »

Sa vigoureuse constitution ne fut néanmoins complètement abattue que par un anthrax, qui vint compliquer le ramollissement cérébral.

On avait accusé Rostan, qui comptait dans sa parenté un archevêque célèbre du siècle, d'être athée et matérialiste, à cause de sa doctrine en philosophie médicale : *pas de maladie sans lésion*. Dans son éloge académique, le Dr Wurtz nous apprend que ce savant était grandement tourmenté de ce reproche, et qu'il s'efforçait, à chaque occasion, de démontrer que l'organicisme avait intérêt à admettre l'existence d'une âme immatérielle et l'action primordiale d'un créateur souverain. Quant à nous, qui avons eu l'avantage d'assister aux leçons de sa Clinique, nous avons une parfaite souvenance de ces digressions philosophiques, lorsqu'il entretenait son nombreux auditoire de ces maladies cérébrales vers l'étude desquelles le portait un goût tout particulier.

Le biographe que nous avons cité prétend que Rostan n'a pas été conséquent avec sa doctrine scientifique, et qu'il s'arrêta en chemin. Nous lui répondrons que le Dr Cruveilhier, dont le nom est intimement lié à celui de Rostan dans l'école organique, non-seulement fut un spiritualiste, mais encore un catholique ardent et pieux.

Le sympathique Dr Barth, que vient de perdre la grande famille médicale, n'était-il pas animé, dans ses nombreux actes de bienfaisance, par le souffle spiritualiste? Juvénal nous a dit que l'indignation l'avait fait poète. L'ami du

Dr Barth, le Dr Roger, nous a appris, dans son panégyrique, que son compagnon d'études avait été poussé au sentiment religieux par le succès du méchant, à la façon de Rousseau.

Puisqu'on nous a félicité d'avoir fait disparaître l'aridité des chiffres par des digressions, nous userons de ce droit, en nous transportant quelquefois sur un terrain plus animé que celui d'une nécropole. Dans les discussions ardentes, soulevées par la question de la liberté absolue de l'enseignement supérieur, on a maintes fois reproché à certains professeurs de l'État une tendance bien évidente à l'absence du spiritualisme dans leur enseignement, et même à leurs attaques non dissimulées contre l'esprit croyant... Notre illustre Claude Bernard, que la France savante pleure encore, a donné, en mourant, une preuve bien éclatante que ce double reproche n'était fondé pour lui ni dans son enseignement, ni dans sa conduite personnelle.

Le Dr Becquerel, professeur agrégé, membre de l'Académie de Médecine, mourut, dans une maison de santé, par suite d'un ramollissement cérébral dû à un excès de travail. Le Dr Roger s'exprime ainsi sur la tombe de Becquerel : « L'esprit trop tendu devait se briser. Le flambeau de cette vive intelligence vacilla, puis s'éteignit. »

Le Dr Cazeaux, professeur agrégé, membre de l'Académie de Médecine, succomba pareillement à une maladie des centres nerveux, attribuée à la fatigue intellectuelle ; il fut compagnon d'asile de Becquerel.

Le Dr anglais Cortilla est mort de même dans une maison de santé.

Le Dr Jobert (de Lamballe), professeur, membre de l'Académie de Médecine et de l'Institut, médecin de Napoléon III, frappé vivement dans sa dignité professionnelle pour n'avoir pas été appelé auprès de l'impératrice en couches, en arriva à un trouble mental, et termina misérablement, dans une maison d'aliénés, une carrière excessivement brillante au point de vue professionnel, mais, dit-on, très peu enviable au point de vue du bonheur domestique.

Le Dr Renzi (italien). Son biographe du *Dictionnaire encyclopédique* s'exprime ainsi : « Son intelligence, surmenée par l'excès du travail, fléchit, et s'éteignit à la fin; il perdit la mémoire; les autres facultés s'obscurcirent, et il succomba dans cette triste situation.

Décès par congestion ou apoplexie du cerveau
Décès par maladie chronique du même organe } 55.

Série par âge : 37 ans, 43 (2 cas), 46 (2 cas), 47 (2 cas), 48, 49, 50 (2 cas), 52 (2 cas), 54 (2 cas), 55 (3 cas), 60, 61, 62, 63, 64 (5 cas), 65 (4 cas), 66, 67, 68 (3 cas), 69, 70, 71 (3 cas), 72 (2 cas), 73, 74 (2 cas), 79, 82, 84, 87. Plus 2 cas indéterminés.

Récapitulation : 37 ans (1 cas), 43 (2 cas), de 46 à 50 (8 cas), de 50 à 55 (7 cas), de 55 à 60 (1 cas), de 60 à 65 (12 cas), de 65 à 70 (7 cas), de 70 à 75 (10 cas), de 75 à 80 (2 cas), de 80 à 85 (2 cas), à 87 (1 cas).

Proportion sur 260 décès spécifiés : 21,0,15 p. 100.

Seize décès par affection aiguë de la poitrine.

Nous avons résumé, sous cette rubrique, les cas ainsi subdivisés, au point de vue d'une localisation plus rigoureuse :

10 cas de pneumonie,

2 cas dits simplement *affection aiguë de la poitrine*,

2 cas de congestion pulmonaire,

1 cas d'hémoptysie violente, de bronchite compliquée d'accidents cérébraux.

Série par âge : 41 ans (2 cas), 43, 44 (3 cas), 46, 52, 53, 61, 62, 71, 74, 75. Plus 2 cas dont l'âge n'est pas fixé.

Série par nationalité : 13 français, 1 italien, 1 hongrois, 2 anglais.

Proportion sur 260 décès spécifiés : 6,15 p. 100.

Quatorze décès par phthisie pulmonaire.

A l'âge où les étudiants sont habituellement munis de leur diplôme, la prédisposition à la phthisie pulmonaire a généralement disparu. D'une autre part, si le médecin observe sur lui-même les premiers symptômes de cette terrible affection qu'on ne peut vaincre qu'à son début, quand du moins on peut la vaincre, il se trouve, en vertu de la profession, dans les meilleures conditions pour lutter efficacement. De là une double raison pour constater peu de décès phthisiques dans le corps médical. Notre enquête n'a pu en grouper que quatorze. Mais nous rappelons nos réserves faites ailleurs.

Série par âge : 27 ans, 32, 33, 34, 36, 40, 41, 45, 48, 49, 50, 53, 54. Plus 1 cas indéterminé.

Proportion sur 260 décès spécifiés : 5,0,38 p. 100.

Nous lisons dans le Dr Dechambre que Neufville ayant trouvé pour moyenne générale 25,6 pour 100 décès, chez les médecins elle était de 18,2. Ce dernier rapport nous paraît excessif.

Qu'on nous permette d'ajouter quelques réflexions d'un ordre tout différent.

Quelle torture morale doit éprouver le médecin phthisique, lui qui, à un moment donné, et longtemps avant que la mort ne le frappe, ne peut plus avoir l'heureuse illusion du client ordinaire? S'il n'est pas relevé par la douce consolation du spiritualisme, l'horreur instinctive du dernier souffle, qui s'approche lentement, n'a-t il pas tout son empire sur lui ?

Dix décès par affection diphtérique.

Ce groupe de décès est peut-être le plus intéressant, ou au moins un des plus intéressants de ceux que nous avons pu former. Il touche plus directement que les autres aux dangers professionnels. Tous les ans, nos journaux médicaux citent des praticiens ayant succombé à l'angine couenneuse ou au croup, pour avoir contracté le mal auprès d'un malade. On voit donc qu'un martyrologe médical pourrait fréquemment s'enrichir de morts pareilles, si glorieuses pour leurs victimes et pour la corporation qui les fournit.

Notre chiffre est certainement inférieur à la vérité.

Série par âge : 28 ans, 33, 59. Plus 7 cas indéterminés.

Proportion sur 260 décès spécifiés : 3,0,84 p. 100.

Dans un travail sur les décès diphtériques à Bordeaux, relatant 845 cas, nous avons trouvé 806 cas survenus avant l'âge de 12 ans, 17 entre 12 et 25, 21 au-delà de 25; et pour proportion des décès diphtériques, par rapport aux décès généraux, 4 à 5 p. 100.

Nous voyons donc que la proportion trouvée spécialement pour les décès médicaux est assez voisine de celle trouvée, à Bordeaux, pour les décès généraux, quoique les médecins soient bien éloignés de l'âge de prédisposition à cette maladie.

Nous allons donner quelques détails qui rehausseront l'intérêt de notre petit groupe.

Le Dr Mérandon, mort à Paris, en 1876, d'une diphtérie contractée auprès d'un malade.

Le Dr Cintrat, mort également à Paris, et dans la même année. Il succomba, dans d'atroces souffrances, de croup, quatre jours après une opération qu'il avait pratiquée sur un enfant du bureau de bienfaisance, atteint du croup.

Le Dr William Regnauld, mort à Paris même année, victime de son dévouement. Il avait donné ses soins à deux enfants et à leur mère qui ont eux-mêmes succombé aux atteintes du mal.

Le Dr Brière (Sarthe), a été emporté en 1866, six mois après avoir débuté dans la carrière, par une diphtérie maligne contractée auprès d'un enfant atteint de croup.

Le Dr Jean de Treully, mort en 1876, quelques jours après avoir opéré un malade atteint de déphtérie.

Le Dr Valleix, mort à Paris d'angine couenneuse, contractée en donnant des soins à un malade.

Le Dr Dublanchet, mort à Paris en 1877, enlevé en moins de deux jours à l'affection de sa famille, au moment où il allait recueillir le fruit d'une jeunesse studieuse. Il avait soigné un enfant atteint du croup.

Étudiant interne (Paris 1875) mort à vingt-trois ans par angine diphtérique, contractée dans le service.

Les clients paraissent ne tenir aucun compte du danger personnel que court un médecin en traitant un enfant atteint d'une affection diphtérique. L'égoïsme leur met un bandeau épais sous les yeux, même lorsqu'ils connaissent ce danger.

Un jour nous étions auprès d'un enfant de deux ans, atteint d'angine couenneuse, à qui nous étions obligé de faire violence pour lui faire ouvrir la bouche et aller badigeonner les parties malades. Notre cuiller en fer s'appuyait vigoureusement, mais en vain, sur l'arcade dentaire inférieure, pour vaincre la résistance de l'enfant. « Prenez donc garde de lui casser quelque dent », s'écrie la mère toute tremblante et peu satisfaite de nos efforts. A ce moment, l'enfant, vaincu dans sa résistance, lance sur notre visage un flot de liquide spumeux. Indigné de cette sollicitude si mesquine en une pareille circonstance, nous nous écriâmes : « Et nous, Madame, ne sommes-nous pas menacé dans notre vue, et peut-être dans notre vie, d'ici à quelques jours? » Les assistants restèrent stupéfaits de notre exclamation. N'était-elle pas légitime?

Nous avions souvenance que le célèbre Cullerier avait perdu un œil, dans lequel avait jailli quelques gouttes de pus d'un bubon qu'il ouvrait.

Dix décès par affection cancéreuse.

Ces neuf cas, au point de vue de la localisation, se distribuent comme il suit : 4 cas au rectum, 3 à l'estomac, 1 à la langue, 1 à la prostate.

Nous plaçons ici un cas dit : *maladie organique profonde.*

Ce que nous avons dit de l'issue fatale, dans le phthisie pulmonaire, au point de vue moral, peut s'appliquer au décès par cancer.

Série par âge : 39 ans, 44, 45, 49, 56, 61, 66 (2 cas). Plus 2 cas non déterminés.

Proportion sur 260 décès spécifiés : 3,84 p. 100

Dans ce groupe bien petit, nous relatons trois cas appartenant à des médecins bordelais. Il en est un sur le lit duquel fut déposée la croix de chevalier de la Légion d'honneur, quelques jours avant sa mort, pour services rendus dans l'organisation des ambulances, pendant la guerre.

Ce fut pour lui une bien douce satisfaction au milieu de ses souffrances physiques et morales, que la religion vint soulager elle aussi.

Neuf décès par affections typhoïdes.

Le principe de la contagion, depuis si longtemps controversé pour plusieurs maladies, est aujourd'hui à peu près admis pour la fièvre typhoïde. Les discussions récentes devant l'Académie de Médecine ont eu pour résultat de mieux préciser les éléments accusés d'être les véhicules du germe infectieux.

Nous avons englobé dans ce petit groupe un cas de fièvre ataxique, compliquée de pneumonie hypostatique et hépalite chronique et un autre dit *fièvre maligne.*

Au point de vue de la contagion, quelque modérée qu'elle soit, la fièvre typhoïde intéresse donc particulièrement l'hygiène professionnelle.

Série par âge : 28 ans, 29, 31, 37, 45, 52, 58, 64, 73.
Proportion sur 260 *décès spécifiés :* 8,46 p. 100.

Dans ce groupe, il est question d'un médecin belge qui avait été contagionné par un de ses malades.

Avec le biographe du *Dictionnaire encyclopédique,* nous avons mis dans ce groupe le cas célèbre de Bichat, qui avait, comme chacun le sait, contracté le germe de son mal au milieu des émanations méphitiques des salles de dissection. Nous aurions pu renvoyer aussi ce cas dans le groupe des décès dûs au dévouement à la science, où se trouve un fait presque identique.

Le rapport donné par Neufville est, pour les affections typhoïdes, 18,2, la moyenne générale étant 8,4.

Sept décès par affections des voies urinaires.

Voici comment se décompose ce petit groupe générique au point de vue de la spécification :

3 cas dits simplement *maladie des voies urinaires,*

1 cas pour suite de lithotritie,

1 cas pour une maladie de Brigth compliquée (anglais de soixante-sept ans),

1 cas pour une maladie des reins compliquée d'accidents diphtériques,

1 cas pour la même maladie avec complication au foie (cinquante-cinq ans).

Nous avons cité parmi les affections cancéreuses une localisation à la prostate.

Proportion sur 260 décès spécifiés : 2,69 p. 100.

Neufville, pour cette cause mortuaire, donne une moyenne de 6,1, la moyenne générale étant de 2,4.

Sept décès par accidents.

Outre les causes banales d'accidents mortels pour les médecins, il y en a qui résultent des besoins de la profession; monter à cheval, aller en voiture, gravir des escaliers, traverser des rivières, sortir la nuit, etc. Nous connaissons autour de nous des confrères qui, en plusieurs circonstances, ont subi, par ces diverses causes, des accidents graves ayant pu compromettre leur vie.

Série par âge : 36 ans, 50, 59, 75. Plus 3 cas indéterminés.
Proportion sur 260 décès spécifiés : 2,69 p. 100.

Ces morts accidentelles sont ainsi qualifiées :

2 cas de submersion; 1 accident de voiture; 1 chute grave dans un escalier; 1 chute avec commotion cérébale, survenue chez le Dr Rouvier, qui était presque aveugle; 1 cas de mort accidentelle inexpliquée, arrivée au Dr Bellamy (de Saint-Brieuc), qu'on trouva mort dans la campagne, après être sorti pour aller visiter ses clients. Il souffrait depuis longtemps d'une affection grave de poitrine.

Cinq décès par piqûre anatomique.

Nous touchons ici à une cause de décès qui provient d'une façon directe de l'exercice professionnel. La lancette ou le bistouri, qui souvent donne la vie au client, donne aussi parfois la mort au médecin. De retour de la profondeur des organes où le conduit le doigt clairvoyant et quelquefois audacieux de l'opérateur, l'instrument peut faire périr le sauveur lui-même, en lui inoculant le principe virulent dont il s'est imprégné dans son parcours. Quelle que soit l'attention, la prudence du chirurgien, il est de ces incidents, de ces fautes même, contre lesquelles la sagesse humaine ne peut rien, comme le dit le poète, en parlant des fautes qui échappent à un auteur :

Quas parum cavit natura humana.

Les accidents mortels provenant de ces causes ne sont pas rares; ils sont même malheureusement d'une fréquence relative. Aussi sommes-nous étonné nous-même de n'avoir pas pu en recueillir un plus grand nombre dans nos lectures même incomplètes.

Nous citerons, comme type d'un pareil décès, celui survenu assez récemment dans notre ville.

Le Dr Girard, au début d'une carrière qui s'annonçait dans les conditions les plus favorables, opère à l'hôpital un malade réellement abandonné par des chirurgiens qui ne voulaient pas compromettre leur valeur pour un cas presque désespéré. Opéré et opérateur moururent. Ce dernier s'était bien légèrement piqué à un doigt; c'était un cas de carcinome de l'épaule. La municipalité se conduisit, en cette circonstance, avec une munificence digne d'éloges. L'honorable M. Fourcand, sénateur-maire, s'acquitta généreusement de la dette publique qu'une telle mort imposait à Bordeaux.

Cinq décès par assassinat.

Parmi les causes qui ont motivé ces assassinats, deux sont banales, et trois d'origine professionnelle.

Le Dr Leroy, de Rouen, fut assassiné par un domestique qu'il avait congédié; le Dr Bardou, de Fontainebleau, périt par la même vengeance.

Le Dr Guichard (ville de Troyes), fut assassiné, en 1874, par un nommé Lebœuf. Avec le Dr Carteron, ce médecin avait déposé, comme expert, dans une accusation de viol portée contre Lebœuf. Au moment où l'assassin rentrait dans le cabinet du Dr Guichard, celui-ci tenait sur ses genoux son petit enfant. Lebœuf tira deux coups de révolver : une balle frappa le docteur au front, l'autre dans la région du cœur.

Le Dr Guyot (de Saint-Yare) fut assassiné, en 1862, par le sieur Vincent, sous le prétexte qu'il lui avait donné de mauvais remèdes qui avaient détruit sa santé.

Le Dr Delpèche, de Montpellier, fut la victime d'un assassinat qui a fait gros bruit, et en fera toujours, à l'occasion des discussions si embrouillées sur le secret professionnel.

On sait que le jeune homme qui assassina le célèbre chirurgien, dans sa voiture, lui reprochait d'avoir donné un renseignement médical qui lui avait fait manquer un mariage.

Cinq décès par typhus.

Le typhus de n'importe quelle variété : des prisons, des camps, des blessés, de la famine, des villes assiégées, est contagieux à un degré très supérieur à celui d'autres maladies réputées contagieuses. Les médecins, tout en le combattant chez les malades, sont donc obligés de s'en préserver par les mesures qui peuvent avoir une utilité réelle.

Le Dr Chenu nous apprend que dans l'expédition de Crimée les médecins militaires ont succombé au typhus dans le rapport de 12,88 pour 100, tandis que ce rapport est réduit à 0,87 pour les officiers d'armée et d'administration.

Si nous transportons ces recherches au milieu des médecins civils, dans un pays où sévit le typhus sous forme épidémique, en Irlande, dans quatre ans, sur 252 décès médicaux, il y a eu 76 décès typhiques, c'est-à-dire 1 sur 5,50 tandis que ce rapport pour les décès de toute la population est de 1 sur 10,50.

Série par âge: 31 ans, 49, 54; 2 cas, 65.

Dans ce petit groupe, il y a un cas de typhus carcer, de typhus des armées, des blessés, de ville assiégée, de 1809, de 1814, de 1815. Il y est question d'un cas survenu à Leipsick, au milieu de 30,000 blessés.

Quatre décès par érysipèle.

Certains érysipèles sont contagieux; de là une nouvelle source de dangers professionnels :

1 cas d'érysipèle gangréneux, contracté auprès d'un malade (Dr Dubois, Paris, 1866);

1 cas d'érysipèle de même nature, par suite d'une piqûre envenimée;

1 cas d'érysipèle à la face, chez un interne, dans l'hôpital;

1 cas d'érysipèle avec ataxo-adynamie (32 ans), contracté auprès d'un malade.

Dans le moment où nous écrivons ces lignes, un de nos plus sympathiques confrères de Bordeaux est sous le coup d'un érysipèle de la face, contracté, nous assure-t-on, dans l'exercice professionnel.

Quatre décès par dévouement à la science.

Le Corps médical fournit des héros au martyrologe scientifique en général. Comme introduction à ce que nous rapporterons plus bas, nous citerons un extrait du *Moniteur scientifique*, reproduit par la *Gazette des Hôpitaux* en 1866, à l'occasion d'un accident de laboratoire arrivé au Dr Wurtz, ancien doyen de la Faculté de Paris.

« Chimistes et médecins paient souvent de leur vie leur dévouement à la science et à la société; et on ne glorifie cependant que le soldat qui va chercher la mort dans les combats impies, sans nul profit pour la société. »

Dr Lamy, médecin stagiaire au Val-de-Grâce (1866). Il se livrait à des études sur l'éther; il en consommait des quantités considérables. On l'a trouvé mort, dans son fauteuil; autour de lui gisaient des flacons contenant jusqu'à 200 grammes d'éther. Il est mort victime de son expérimentation.

Dr Symbée, dentiste anglais (1866). Il fut trouvé mort, dans sa chambre, étendu sur un sofa; il avait les narines fermées par deux tampons de coton; la bouche l'était également. Près du corps se trouvaient deux fioles vides : l'une avait pu contenir six onces de chloroforme, et l'autre une certaine quantité d'acide prussique. En lisant les papiers qu'on a trouvés sur une table, on crut pouvoir en déduire qu'il avait voulu tenter des expériences sur lui-même, pour les bourdonnements d'oreilles, par l'emploi du chloroforme mélangé de l'acide prussique.

Dr Charles Legros (39 ans, Paris, 1874). Il est mort victime de son amour pour les études physiologiques et histologiques. Ne prenant jamais de repos ni de distraction, passant toutes ses journées dans le laboratoire d'histologie de l'École pratique, il s'est fatigué outre mesure; et c'est là qu'il a contracté une fièvre infectieuse, ayant la plupart des caractères de l'ictère grave, qui l'a emporté en l'espace de quelques jours. C'est par la même maladie, et dans les mêmes conditions, qu'a succombé Bichat, comme nous l'avons fait remarquer à la série des fièvres typhoïdes.

Dr Ernest Godard (1862), mort à Jaffa, dans un voyage scientifique, enlevé par une maladie du pays. C'est un enfant de Bordeaux, qui, après avoir mis sa vie au service de la science, l'a richement dotée dans son testament, dont le Dr Robin a eu l'honneur de surveiller l'exécution.

Le Dr Passant, médecin de l'administration parisienne, à qui l'on doit l'organisation du service de nuit, a été lui aussi un exécuteur testamentaire du généreux défunt pour l'installation des bibliothèques à l'usage des malades des hôpitaux et hospices.

La Municipalité bordelaise n'a pas voulu laisser dans l'oubli un pareil nom; elle l'a donné à une de ses voies, comme elle l'a fait pour Magendie, Gratiolet, Moulinié, Grassi, Canihac, Saincric, etc., et comme elle vient de le faire, dans ces derniers jours, pour Élie Gintrac.

Puisque le nom du Dr Ernest Godard se trouve sous notre plume, non-seulement à l'occasion de son dévouement à la science, mais encore à l'occasion des legs généreux qu'il lui a laissés, nous croyons ne pas devoir oublier de citer aussi le Dr Demarquay, dont nos journaux médicaux mentionnaient, ces jours derniers, les importantes et nombreuses donations posthumes. Parmi elles, n'est-il pas équitable de rappeler ici les 100,000 fr. légués à l'Académie de Médecine pour l'aider à se procurer une installation digne d'elle?

Quatre décès par suicide.

Ne soyons pas étonnés de trouver le suicide parmi nos causes mortuaires. Le médecin peut lui aussi être dominé par cette folie raisonnante, grâce à laquelle la mort paraît être un refuge contre les souffrances physiques ou morales. Il est pourtant deux de ces suicides pour lesquels aucune cause n'a pu être constatée.

Un de ces cas, survenu tout récemment dans nos murs, appartient à un honorable médecin militaire qui, pour des motifs restés obscurs, a exécuté son sinistre projet, par la pendaison, loin des yeux de sa famille, dans l'hôpital même.

Série par âge : 44 ans, 55, 58. 1 cas indéterminé.

Trois décès par empoisonnement.

N'a-t-on pas lieu de s'étonner qu'un médecin s'empoisonne, non avec intention, ou par inadvertance, ou par accident, mais bien par abus d'un remède?

Nous comprenons la possibilité d'un pareil empoisonnement, en vertu d'une certaine insouciance provoquée par un emploi habituel d'une substance énergique à petite dose.

Ainsi, nous connaissons *intimement* un confrère qui s'était mis à l'emploi de suppositoires, renouvelés matin et soir, et dans la composition desquels il entrait 10 centigr. d'extrait de belladone. Il fallut, au bout d'un certain nombre de jours, que des confrères lui fissent remarquer que son facies prenait une teinte fâcheuse, caractéristique d'une lésion organique de mauvaise nature; alors le confrère, revenant sur lui-même, s'aperçut qu'il devenait essoufflé, que ses jambes perdaient de leur vigueur, qu'à la marche son cœur palpitait outre mesure. Il supprima l'extrait de belladone, et tout rentra dans l'ordre.

Voici nos trois décès avec quelques détails :

Dr Leroux (42 ans), a succombé à une trop forte dose d'opium, destiné à calmer les douleurs que lui causait la gravelle;

Dr Millon. Tourmenté par une affection chronique de l'intestin accompagnée de vives douleurs, il ne trouvait de soulagement que dans l'emploi des opiacés, dont l'usage avait fini par dégénérer en abus, et avait, en quelque sorte, paralysé ses fonctions. C'est dans cette situation qu'il s'éteignit (22 octobre 1867);

Dr Brachet (Lyon, 1858, 69 ans). Il succomba à l'usage immodéré de l'opium, administré pour pallier des douleurs aiguës du côté des fonctions digestives (1).

(1) Nous avons cité l'abus d'opium fait par le Dr Brown au groupe des accidents sanguins du cerveau.

Trois décès par ramollissement de la moelle.

Série par âge : 45 ans, 48, 68.

Dans deux cas, il y a eu paraplégie; dans l'autre, complication d'accidents cérébraux.

Un de ces cas se rapporte à une des dernières notoriétés de la Faculté de Paris, le Dr Royer, membre de l'Académie de Médecine. Il mourut en 1850, dans un état pitoyable, frappé depuis plusieurs années d'un ramollissement spinal. C'était navrant, dit le biographe du *Dictionnaire encyclopédique*, de voir cet homme, qui avait toutes les apparences de la plus florissante santé, et qui avait conservé l'intégrité de ses facultés intellectuelles, traîné dans une petite voiture à bras, et se faisant ainsi conduire soit à l'Académie, soit à la Faculté.

Trois décès par hémiplégie.

Nous plaçons sous cette rubrique ces trois décès, parce qu'il nous a été impossible de les mettre dans le groupe des accidents sanguins aigus ou des affections chroniques du cerveau, faute de renseignements.

Série par âge : 45 ans, 58, 62.

Nos souvenirs personnels nous font mettre ici le cas du Dr Foucart, auteur d'une *Monographie sur la suette,* observée par lui dans la double épidémie de 1849-1854. Les étudiants de l'époque ont pu voir, comme nous, le Dr Foucart infirme, et circulant péniblement avec un bâton, dans le quartier de la Faculté. Le Gouvernement l'avait décoré, après une deuxième mission médicale, en 1854.

Le Dr Destrem, avec qui nous remplîmes une pareille mission dans les Vosges, fut récompensé par la même distinction honorifique.

Trois décès par méningite.

Série par âge : 23 ans (étudiant), 38, 48.

Trois décès par fièvre jaune.

Dr Montagne (39 ans), mort à Saint-Domingue, où il avait été étudier la fièvre jaune.

On pourrait rapporter ce cas au groupe des décès par dévouement à la science.

Deux décès de médecins militaires dans l'expédition du Mexique.

Comme le biographe du *Dictionnaire encyclopédique* ne s'occupe que des notoriétés, il ne nous est pas possible de parler de décès pareils, survenus à d'autres, dans les mêmes circonstances de campagne militaire.

La transmissibilité de cette maladie est inférieure à celle du typhus. Dans la terrible épidémie qui sévit à Lisbonne en 1857, il ne mourut que 2 médecins et 12 chirurgiens.

Deux décès par condamnation judiciaire.

Après avoir vu tant de morts glorieuses dans la vie professionnelle, courbons la tête devant la nécessité d'en faire connaître deux qui risqueraient d'en ternir l'éclat, si dans tout groupe, quelque honorable qu'il soit, il n'y avait toujours quelques malheureuses exceptions, à un moment donné.

Il est question ici non de criminels agissant à la façon des criminels vulgaires, mais de vils et lâches empoisonneurs, abusant de leur caractère presque sacré de médecin, pour faire périr leurs semblables, aux yeux desquels ils paraissent être des sauveurs, et sur lesquels les nécessités supérieures de la profession leur donnent un pouvoir presque discrétionnaire.

Nous ne donnerons pas de détails connus sur l'homœopathe de la Pommeraye, qui, malheureusement pour sa victime, n'usait pas de ses globules quand il voulait obtenir une action sûre; ni de ce médecin anglais qui se procurait des héritages par une série de mariages que dissolvait l'empoisonnement.

La Cour d'assises de la Dordogne a épargné dernièrement à la corporation la flétrissure d'un parricide empoisonneur.

Admettons que le jury a bien jugé.

Deux décès par dévouement civique.

Outre le dévouement professionnel et le dévouement scientifique, on peut trouver chez le médecin le dévouement qui est commun à tous les citoyens d'une même cité, d'un même pays : le dévouement civique. Nous en citons deux types dans notre enquête. S'il ne s'agissait de les classer que par le genre de mort, nous devrions placer l'un de ces cas dans les accidents cardiaques, l'autre dans les accidents traumatiques.

Dr Bessière, de Toulouse, professeur à l'École secondaire, mort en 1868, dans des circonstances dignes d'intérêt. Un incendie ayant éclaté dans le quartier qu'il habitait, il s'était empressé de se rendre aux premiers cris d'alarme, et s'était résolûment mis à l'une des nombreuses chaînes qui furent organisées. Mais ses forces le trahirent. S'étant senti indisposé, il se décida à rentrer chez lui. A peine avait-il gravi le premier degré de l'escalier, qu'il s'affaissa sur lui-même et ne tarda pas à rendre le dernier soupir.

Dr Gergerès, de Bordeaux, aide-major au bataillon des sapeurs-pompiers, mort en 1845 dans des circonstances dramatiques qui ont laissé une profonde trace dans les traditions de la cité.

Le lendemain d'un incendie fameux par ses désastres matériels et par ses suites, le Dr Gergerès s'était joint à un groupe d'officiers qui voulaient apprécier la solidité d'une muraille fortement endommagée par le feu.

Un pan de cette muraille s'étant écroulé, l'écrasa avec ses compagnons. Au moment où nous avons écrit ces lignes, le bataillon assiste à un service religieux commémoratif, consacré aux nobles victimes de 1845.

Comme médecin de la Société des sapeurs-pompiers depuis 1859, nous sommes doublement heureux d'insérer dans les annales de la profession cette mort glorieuse et tragique.

Le Dr Gergerès a laissé un fils avocat, en qui se continue le généreux caractère du père, par son dévouement à toutes les œuvres de charité publique. Il est, depuis plus de 25 ans, administrateur zélé d'un de nos bureaux de bienfaisance.

Deux décès par gangrène.

Série par âge : 63 ans, 68.

1 cas de gangrène sénile; 1 cas de gangrène dite *des extrémités.*

Deux décès par maladie de l'estomac (sic).

Série par âge : 53 ans. 1 cas indéterminé.

Deux décès par hernie intestinale.

Série par âge : 88 ans, 55.

Deux décès par fièvre intermittente.

1 cas de fièvre pernicieuse rémittente apoplectiforme : espagnol de 57 ans.

1 cas de suites de fièvre de mauvaise nature, contractée dans un voyage à Rome : Dr Barth, 72 ans.

Deux décès par maladie des voies aériennes.

Ces deux cas sont ainsi désignés : affection des voies aériennes, et affection laryngée.

Série par âge : 69 ans, 80.

Deux décès par anthrax.

GROUPE

DES CAUSES MÉDICALES ISOLÉES

Anévrysme de l'aorte. — 53 ans.

Peste. — Le Dr Laval, médecin militaire du corps d'Afrique, demande l'autorisation d'aller soigner les pestiférés dans les environs de Tripoli, et y succombe victime de son dévouement.

État cachectique contracté dans une mission scientifique, au milieu des marais de la campagne romaine. — 55 ans (1).

Polysarcie extrême compliquée d'hypéresthésie cutanée très sensible. — 69 ans.

Maladie de langueur. — 65 ans.

Maladie de foie contractée en Afrique. — 53 ans.

Affection gastro-intestinale. — 45 ans.

Entero-péritonite rhumatismale. — 55 ans.

Dyssenterie par abus alcooliques. — 56 ans.

Angine maligne contractée dans l'hospice de Vincennes (Dr Laborde). — 55 ans (2).

Épilepsie. — Anglais 67 ans.

Variole contractée par un interne d'un service (3).

Total : 12.

Dévouement héroïque au client.

On ne trouvera pas déplacé de terminer notre œuvre en consacrant quelques lignes au Dr Lemonnier (Louis-Guil-

(1) Nous aurions pu mettre ces cas parmi ceux par dévouement à la science.

(2) Peut-être faudrait-il placer ce cas parmi ceux par affection diphtérique.

(3) Nous faisons remarquer l'absence presque complète de variole parmi les 200 décès spécifiés. Est-ce dû uniquement à l'immunité venue de la vaccine? ou bien ne faut-il pas invoquer également le bénéfice de ce qu'on appelle en médecine l'*accoutumance aux miasmes ?*

laume), mort à quatre-vingt-deux ans, dont la vie médicale a été relevée par un dévouement exceptionnel à un client royal, tombé des degrés du trône sur ceux de l'échafaud.

Voici le texte du biographe du *Dictionnaire encyclopédique :*

« Cet homme de cœur, ce botaniste distingué, ce médecin » fidèle, courageux et dévoué de Louis XVI, naquit à Paris » en 1717.... A son poste, dans une chambre des Tuileries, » pour voler au secours de son maître et client, il est entouré » d'une foule avide de sang et de massacre. Déjà il se prépare » à une mort sinon glorieuse, au moins passive. Tout à coup, » un inconnu sans armes lui crie d'une voix dure et impéra- » tive : Suivez-moi ! — Mais le combat dure encore ! répond le » médecin. — Ce n'est pas le moment de craindre les balles ! » riposte l'inconnu; et, sans désemparer, il l'entraîne, le fait » sauter par dessus les cadavres des suisses, parvient à le faire » sortir sain et sauf de cette boucherie et le conduit jusqu'à » son logement au Luxembourg. »

Le Dr Lemonnier continua à donner ses soins à la malheureuse famille royale, pendant son séjour au Temple. Les dernières années de sa vie furent dignes de sa grande âme. Ce n'est pas sans émotion, dit son biographe, qu'on lit dans les mémoires du temps que le vénérable vieillard, presque sans fortune, se mit bravement à ouvrir, à Montreuil, une boutique d'herboristerie qu'il approvisionnait en grande partie lui-même. Grandeur et décadence !!!

DES FAMILLES DE MÉDECINS

Nous ne voulons pas terminer notre travail sans dire quelques mots de ces familles où l'exercice de la profession se transmet de rejeton en rejeton, avec une fidélité et une constance, que les événements politiques ou sociaux ne peuvent interrompre, malgré leur secousse ou leur caprice. Nous sommes convaincus que ces familles attachées à notre belle carrière ne sont pas rares, même au bas de l'échelle médicale et dans les régions peu brillantes. Mais nous ne pouvons que citer deux faits traditionnels.

Dr Costa Sicre. — Né à Saint-Laurent-de-Cerdan (Pyrénées-Orientales) en 1797, reçu à Paris en 1820, et mort dans cette ville en 1865. Il était le dix-septième de la même famille, et en ligne directe, qui exerçait la médecine.

Famille des Chomel. — Chomel (Pierre-Jean-Baptiste), le plus connu des anciens membres de cette famille, né à Paris le 2 septembre 1671, mort dans la même ville le 3 juillet 1740.

Chomel (Jean-Baptiste-Louis), fils du précédent, né à Paris vers le commencement du dix-huitième siècle, mort dans la même ville le 11 avril 1765.

Dr Chomel (Auguste-François), né à Paris le 2 avril 1788, mort le 9 avril 1858, au château de Morian (Seine-et-Oise). Il était petit-neveu de Jean-Baptiste-Louis. Son père, qu'une surdité avait empêché de se faire médecin, exigea, en quelque sorte, que son fils embrassât la carrière où ses aïeux s'étaient distingués.

La famille des Chomel avait fourni des médecins à nos rois, car elle comptait, parmi les siens, Jean et Jacques Delorme, qui furent médecins de la Cour, depuis Henri III jusqu'à Louis XIV.

Le dernier des Chomel fut aussi au service de la dynastie de Juillet, et il lui fut fidèle jusqu'à l'abnégation.

Sauf erreur de notre part, nous croyons que la famille des Guéneau de Mussy, si dignement représentée de nos jours, est dans une position historique parallèle à celle des Chomel.

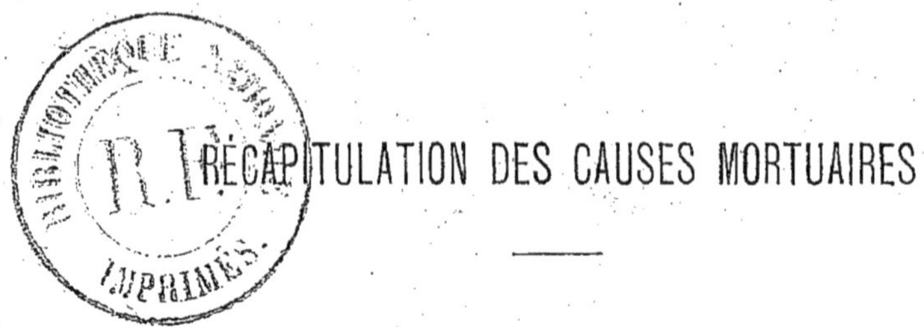

RÉCAPITULATION DES CAUSES MORTUAIRES

Par accident sanguin aigu du cerveau, congestion, apoplexie..	34
Par choléra....	22
Par mort subite....	20
Par maladie du cœur....	20
Par affection organique du cerveau....	21
Par affection aiguë de la poitrine....	16
Par phthisie pulmonaire....	14
Par affection diphtérique....	10
Par affection cancéreuse....	10
Par affections typhoïdes....	9
Par maladie des voies urinaires....	7
Par accident....	7
Par piqûre anatomique....	5
Par assassinat....	5
Par typhus....	5
Par érysipèle....	4
Par dévouement à la science....	4
Par suicide....	4
Par ramollissement spinal....	3
Par hémiplégie....	3
Par empoisonnement....	3
Par méningite....	3
Par fièvre jaune....	3
Par affection des voies aériennes....	2
Par gangrène....	2
Par maladie de l'estomac (*sic*)....	2
Par fièvre intermittente....	2
Par anthrax....	2
Par hernie intestinale....	2
Par dévouement civique....	2
Par condamnation judiciaire....	2
Groupe des cas isolés....	12
TOTAL....	260

Bordeaux. — Imp. G. GOUNOUILHOU, rue Guiraude, 11.

www.ingramcontent.com/pod-product-compliance
Ingram Content Group UK Ltd.
Pitfield, Milton Keynes, MK11 3LW, UK
UKHW020446230726
13925UKWH00004B/1827

9 782013 577212